BEI GRIN MACHT SICH IHR
WISSEN BEZAHLT

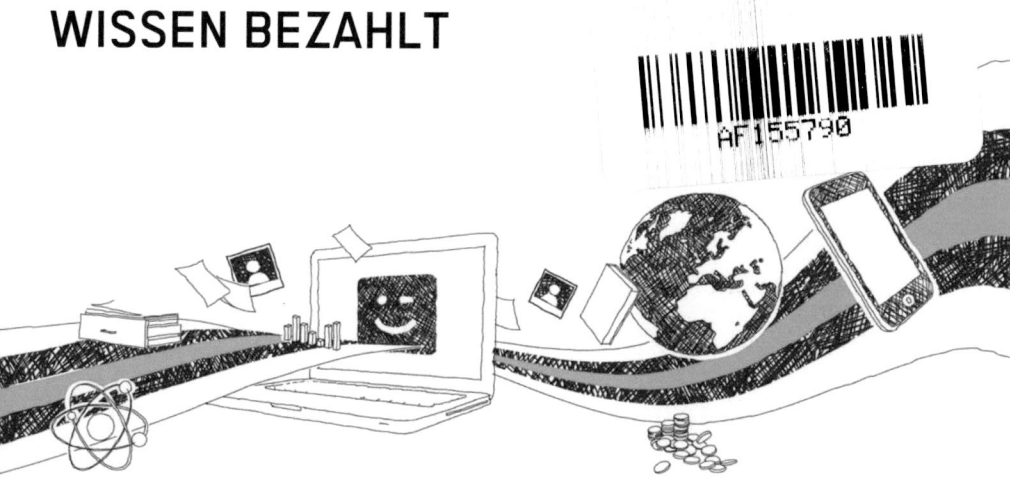

- Wir veröffentlichen Ihre Hausarbeit,
  Bachelor- und Masterarbeit

- Ihr eigenes eBook und Buch -
  weltweit in allen wichtigen Shops

- Verdienen Sie an jedem Verkauf

Jetzt bei www.GRIN.com hochladen
und kostenlos publizieren

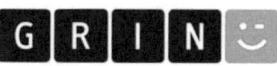

Dervis Pehlivan

Informationen, Symptome und Maßnahmen zu EHEC und dem HUS-Syndrom

Enterohämorrhagische Escherichia coli und das hämolytisch-urämische Syndrom

GRIN Verlag

Bibliografische Information der Deutschen Nationalbibliothek:

Die Deutsche Bibliothek verzeichnet diese Publikation in der Deutschen National-
bibliografie; detaillierte bibliografische Daten sind im Internet über http://dnb.d-
nb.de/ abrufbar.

Impressum:

Copyright © 2011 GRIN Verlag GmbH
Druck und Bindung: Books on Demand GmbH, Norderstedt Germany
ISBN: 978-3-656-76207-2

Dieses Buch bei GRIN:

http://www.grin.com/de/e-book/281474/informationen-symptome-und-massnahmen-
zu-ehec-und-dem-hus-syndrom

GRIN - Your knowledge has value

Der GRIN Verlag publiziert seit 1998 wissenschaftliche Arbeiten von Studenten, Hochschullehrern und anderen Akademikern als eBook und gedrucktes Buch. Die Verlagswebsite www.grin.com ist die ideale Plattform zur Veröffentlichung von Hausarbeiten, Abschlussarbeiten, wissenschaftlichen Aufsätzen, Dissertationen und Fachbüchern.

Besuchen Sie uns im Internet:

http://www.grin.com/

http://www.facebook.com/grincom

http://www.twitter.com/grin_com

Enterohämorrhagische Escherichia coli und das hämolytisch-urämische Syndrom

Informationen, Symptome und Maßnahmen

zusammengestellt und
verfasst von

Dervis Pehlivan

29. Juni 2011

Inhaltsverzeichnis

1 Einführung

1.1 Was ist EHEC?

Enterohämorrhagische Escherichia coli sind Bakterien, die die Eigenschaft zur Bildung bestimmter Zytotoxine besitzen. Zytotoxine sind mit einer molaren Masse von über 250 kDA für Bakterien außergewöhnlich große Toxine. Ihre toxische Wirkung besteht darin, dass sie ein sogenanntes RHO-Protein modifizeren. Dieser Vorgang führt dann dazu, dass die Darmepithelzellen absterben. Einige dieser Erreger können schwere Verläufe mit hämorrhagischem Kolitis und hämolytisch-urämischem Syndrom (HUS) hervorrufen.

1.2 Was ist HUS?

Das hämorrhagische Kolitis ist eine chronisch-entzündliche Darmerkrankung (Mastdarm und Dickdarm), die durch ihre Blutungsneigung charakterisiert wird. Dagegen ist das hämolytisch-urämische Syndrom (HUS) eine Erkrankung der Blutgefäße. Dabei werden durch verschiedene Ursachen, wie meistens Bakteriengifte, Blutzellen zerstört und die Nierenfunktion geschädigt. Das Vollbild des HUS ist aber auch charakterisiert durch hämolytische Anämie (Blutarmut) und Thrombozytopenie (Mangel an Blutplättchen). Bereits geringe Keimzahlen von 10-100 Erregern können für eine Infektion ausreichen.

1.3 Infektion und klinischer Krankheitsverlauf

EHEC-Bakterien werden direkt oder indirekt vom Tier auf den Menschen übertragen. Hierbei handelt es sich eher um Wiederkäuer, wie vor allem Rinder, Schafe und Ziegen. Die Übertragung auf den Menschen erfolgt fäkal-oral. Fäkal-oral bezeichnet einen Übertragungsweg für Infektionen, bei dem mit dem Stuhl (fäkal) ausgeschiedene Erreger über den Mund (oral) aufgenommen werden. Oft sind mangelnde Hygiene, verunreinigtes Trinkwasser oder kontaminierte Lebensmittel der Übertragungsweg der Krankheitserreger.

„Gefährdet sind vor allem Kinder, ältere Menschen, sowie Menschen, die mit Immunsuppressiva (Medikamenten zur Unterdrückung des Immunsystems, wie sie zum Beispiel bei Autoimmunerkrankungen und Organtransplantationen eingenommen werden müssen) behandelt werden. Besonders aufpassen müssen auch Schwangere, da eine Infektion mit EHEC das Risiko einer Fehl- oder Frühgeburt erhöhen kann" (Deutsche Gesellschaft für Gynäkologie und Geburtshilfe (DGGG)).

Für bisher bekannte Verläufe von EHEC beträgt die Inkubationszeit, also die Zeit, die zwischen Infektion mit einem Krankheitserreger und Auftreten der ersten Symptome vergeht, ca 2 bis 10 Tage (im Durchschnitt 3 bis 4 Tage). Die Latenzzeit zwischen Beginn der Magen-Darm-Symptomatik und dem HUS beträgt ca. eine Woche. Die Latenzzeit ist die Zeit, in der ein Gleichgewicht zwischen Wirt (hier der Mensch) und dem Erreger besteht, bis einer von Beiden überwiegt und es entweder zum Ausbrechen der Infektionskrankheit oder aber zur Eliminierung (Abtötung) des Erregers kommt.

Das hämolytisch-urämische Syndrom in Kombination mit der bakteriellen Infektion Enterohämorrhagische Escherichia coli stellt eine schwere und manchmal tödliche Komplikation dar. Infektionen des Menschen können jedoch auch inapparent, also klinisch unbemerkt, ablaufen, da die Infektion nicht in Erscheinung tritt.

2 Bisheriger Verlauf

2.1 Zur Entwicklung der Erkrankungszahlen

Seit Anfang Mai kommt es in mehreren Bundesländern zu einem gehäuften Auftreten des hämolytisch-urämischen Syndroms (HUS) in Zusammenhang mit Infektionen durch Enterohämorrhagische Escherichia coli (EHEC). Seit Mai 2011 wurden dem Robert-Koch-Institut (RKI) gemäß Infektionsschutzgesetz (IfSG) 1064 EHEC-Erkrankungen und 470 Fälle von HUS übermittelt, davon 908 bzw. 273 mit labordiagnostischer Bestätigung. Das bisherige Maximum liegt am 22. Mai 2011 mit 120 übermittelten EHEC- bzw. HUS-Fällen (vgl. Robert-Koch-Institut, Paper: Epidemiologisches Bulletin Nr.22, 6. Juni 2011).

2.2 Geographische Verteilung

Besonders betroffen sind die fünf nördlichen Bundesländer Hamburg, Schleswig-Holstein, Niedersachsen, Bremen und Mecklenburg-Vorpommern. Den Schwerpunkt des Geschehens stellen die zwei nördlichen Stadtstaaten Hamburg und Bremen dar. In der folgenden Abbildung sind die Fallzahlen der seit 1.5.2011 übermittelten EHEC- und HUS-Fälle nach Bundesland aufgeführt.

Bundesland	EHEC		HUS		Gesamt	
	n	Kumulative Inzidenz (pro 100.000 Einw.)	n	Kumulative Inzidenz (pro 100.000 Einw.)	n	Kumulative Inzidenz (pro 100.000 Einw.)
Schleswig-Holstein	369	13,03	121	4,27	490	17,30
Hamburg	101	5,69	97	5,47	198	11,16
Bremen	19	2,87	22	3,32	41	6,20
Niedersachsen	226	2,85	51	0,64	277	3,49
Mecklenburg-Vorpommern	19	1,15	20	1,21	39	2,36
Hessen	36	0,59	33	0,54	69	1,14
Nordrhein-Westfalen	136	0,76	75	0,42	211	1,18
Berlin	25	0,73	9	0,26	34	0,99
Saarland	3	0,29	5	0,49	8	0,78
Sachsen-Anhalt	17	0,72	4	0,17	21	0,89
Rheinland-Pfalz	18	0,45	4	0,10	22	0,55
Baden-Württemberg	46	0,43	13	0,12	59	0,55
Sachsen	10	0,24	1	0,02	11	0,26
Bayern	25	0,20	9	0,07	34	0,27
Thüringen	9	0,40	3	0,13	12	0,53
Brandenburg	4	0,16	3	0,12	7	0,28
Gesamt	1.063	1,30	470	0,57	1.533	1,87

Abb.1 Fallzahl und kumulative Inzidenz seit 1.5.2011, Stand: 31.5.2011,
Quelle: RKI

Das zwischen den Bundesländern stark varriierte Verhältnis von EHEC- und
HUS-Fällen ist vermutlich melde- und übermittlungsbedingt.

2.3 EHEC- und HUS-Fälle im Mai 2011

Auffallend ist neben der geographischen Verteilung des Geschehens auch die
Alters- und Geschlechtsverteilung. Es wurden bislang 13 Todesfälle gemel-
det, davon neun im Zusammenhang mit einem HUS und vier nach EHEC-
Infektion ohne HUS. Das Alter der übermittelten Todesfälle liegt zwischen
22 und 91 Jahren, fünf Verstorbene waren zwischen 22 und 40 Jahren und
acht zwischen 75 und 91 Jahren alt. Ferner verstarb eine 50-jährige Frau
aus Schweden, die sich während eines Aufenthaltes in Deutschland infiziert
hatte (vgl. Robert-Koch-Institut, Paper: Supplement zum epidemiologischen
Bulletin Nr.21, 30. Mai 2011). Im Folgenden eine Übersicht über den Infek-
tionsverlauf mit EHEC und das HUS. In der Abbildung sind nur die Fälle
mit Angabe eines Erkrankungsdatum seit 1.5.2011 aufgeführt.

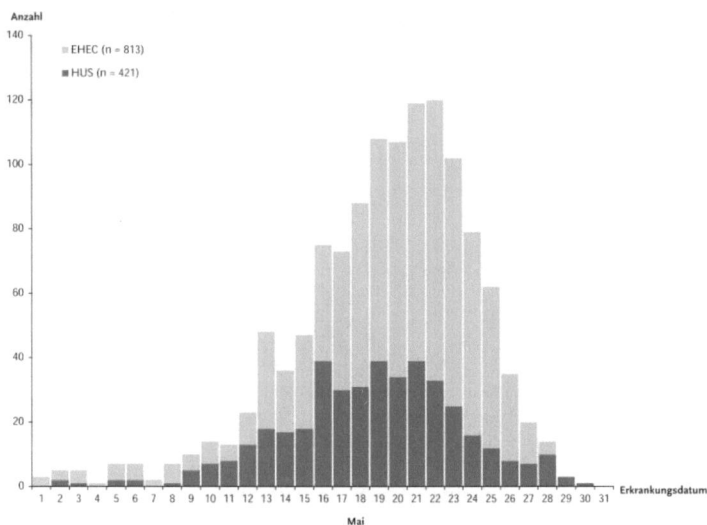

Abb.2 Fälle nach Erkrankungsdatum und Meldekategorie, Stand: 31.5.2011, Quelle: RKI

Insbesondere die Alters- und Geschlechtsverteilung der Fälle ist sehr ungewöhnlich. Die folgende Statistik zeigt die kumulative Inzidenz der seit Anfang Mai 2011 übermittelten HUS-Fälle nach Altersgruppe und Geschlecht.

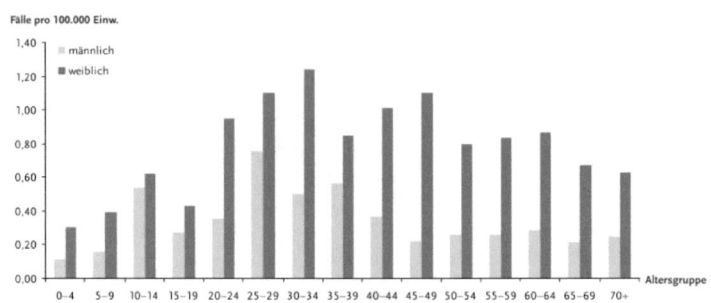

Abb.3 Kumulative Inzidenz der HUS-Fälle seit Mai 2011 nach Altersgruppe und Geschlecht, Stand: 31.5.2011, Quelle: RKI

Inwiefern das Geschlecht und die Altersgruppe mit dem Krankheitsbild und Verlauf der Infektion in Verbindung steht, ist noch unklar. Zur Abklärung der Fragen, ob die bisherigen Ergebnisse der epidemiologischen Studien weiter Bestand haben, führt das Robert-Koch-Institut derzeit weitere Untersuchungen in Zusammenarbeit mit den Bundesländern durch.

3 Ursachen, Symptome und Maßnahmen

3.1 Ursachen und mögliche Infektionsquellen

Um die möglichen Ursachen und die Infektionsquellen ausfindig zu machen, führen Gesundheitsbehörden in Zusammenarbeit mit dem RKI diverse Fall-Kontroll-Studien durch. In einer früheren Rohkost-Studie wurde der Verzehr weiterer pflanzlicher Lebensmittel, z.b. Tomaten, Gurken, Blattsalat und andere Gemüsesorten, unter die Lupe genommen. Die Warnung, vorsorglich bis auf Weiteres die oben genannten Lebensmittel nicht zu verzehren, ist nicht mehr aktuell. Nach neusten Studien zu folge liegt die Hauptinfektionsquelle bei den Sprossen. (vgl. Robert-Koch-Institut, Paper: Supplement zum epidemiologischen Bulletin Nr.21, 30. Mai 2011)

Infizierte Patienten, die in ausführlichen Befragungen eine Auskunft geben konnten, gaben an, Sprossen im angenommenen Infektionszeitraum verzehrt zu haben. Wissenschaftler des Nationalen Referenzlabors für Escherichia coli am Bundesinstitut für Risikobewertung (BfR) haben mittlerweile auch bestätigt, dass die mit EHEC kontaminierten rohen Sprossen, die aus einem Haushalt mit an EHEC erkrankten Patienten in Nordrhein-Westfalen stammten, identisch mit dem Bakterienstamm aus den erkrankten Patienten waren. Da Sprossen und oben genannte pflanzliche Lebensmittel häufig gemeinsam verzehrt wurden, ist eine garantierte Prognose nicht möglich.

Die aktuelle Mitteilung (über die Sprossen) ersetzt den bisherigen Verzehrshinweis von RKI und BfR über Gurken, Tomaten und Blattsalat, da es nach jetzigem Kenntnisstand sehr wahrscheinlich ist, dass Produkte aus dem Gartenbaubetrieb Ausgangspunkt der EHEC-Infektionen sind. (vgl. Robert-Koch-Institut, Paper: Supplement zum epidemiologischen Bulletin Nr.21, 30. Mai 2011)

3.2 Symptome

In diesem Abschnitt werden die Symptome des HUS und der EHEC-Infektion aufgeführt. Die folgende Tabelle soll einen detaillierten Überblick geben.

Symptome und typische Anzeichen	
EHEC	**HUS**
Fieber	Blutarmut (Anämie)
Übelkeit	Kopfschmerzen
Erbrechen	Bewusstseinsstörungen
Nierenschmerzen	Ohrensausen (Tinnitus)
blutiger, durchfallartiger Stuhlgang	Übelkeit
starke krämpfende Bauchschmerzen	Konzentrationsprobleme
schmerzhafte Unterleibskrämpfe	Schlaflosigkeit
Beeinträchtigungen bei der Wundheilung	Sehstörungen
	Blut im Urin
	beschleunigte Atmung
	erhöhter Herzschlag
	massiver Leistungsabfall
	Ermüdungserscheinungen

Die Symptome einer EHEC-Infektion bzw. eines HUS können einzeln oder aber auch in Kombination auftreten. Einige Krankheitsfälle laufen sogar inapparent ab, sodass eine Beobachtung jeglicher Symptome nicht möglich ist. Eine lebenswichtige Empfehlung ist es, dass beim Auftreten mehrerer dieser Symptome sofort ein Arzt aufgesucht wird. Gleichermaßen muss erwähnt werden, dass das Auftreten der oben aufgelisteten Anzeichen nicht unbedingt auf eine Infektion deuten muss. Es ist lediglich eine Vorsichtsmaßnahme einen Arzt aufzusuchen und sich untersuchen zu lassen.

3.3 Maßnahmen

Die beste Maßnahme ist, wie bei jeder Infektionswelle, die Prävention. Daher lautet die Frage: wie vermindert man die Ansteckungs- oder Infektionsgefahr? Die Maßnahmen, laut RKI und BfR, unterteilen sich in einige Hauptkategorien. Hierbei handelt es sich um *Vermeidung von bestimmten Lebensmitteln*, *Küchenhygiene und übliche Hygieneregel* und *medikamentöse Therapie*. Die nachfolgenden Listen führen Maßnahmen nach den obigen Kategorien auf.

Vermeidung von bestimmten Lebensmitteln

• rohes Fleisch und Rohmilchprodukte sollten, trotz aller Entwarnungen, in Maßen konsumiert werden [1]

• Obst und Gemüse weiterhin gründlich waschen, am Besten in mehreren Waschdurchgängen (auch gut: hierfür Apfelessig verwenden)

• auf alle Lebensmittel, die mit Kot von Nutztieren in Kontakt gekommen sind, verzichten

• generell Lebensmittel vor dem Verzehr mindestens zehn Minuten lang auf 70 Grad erhitzen [2]

• Aktuell: Konsum von Sprossen unbedingt meiden!

Küchenhygiene und übliche Hygieneregel

• Personen mit Durchfall sollten darauf achten, strikte Händehygiene einzuhalten, insbesondere gegenüber Kleinkindern und immungeschwächte Personen

• Hände, Arbeitsflächen und Küchenutensilien nach der Zubereitung von bestimmten Lebensmitteln (s.o.) gründlich säubern

• Hand- oder Geschirrtücher bei 60 Grad waschen, wenn sie mit bestimmten Lebensmitteln (s.o.) in Berührung gekommen sind[3]

• Personen mit blutigem Durchfall sollten umgehend einen Arzt aufsuchen![4]

• Der bekannte Ablauf einer sorgfältigen Händedesinfektion gilt nach wie vor

---

[1]Hinweis: Rohmilchprodukte werden in Deutschland auf der Packung zwingend mit dem Hinweis „*mit Rohmilch hergestellt*" gekennzeichnet

[2]rät Gerard Krause, Leiter der Infektionsepidemiologie am RKI

[3]nach Empfehlung der DGGG

[4]In diesem Fall wird der Patient auf einen EHEC-Nachweis (im Stuhl) geprüft, auf die mögliche Entwicklung eines HUS beobachtet und bei ersten Anzeichen an geeignete Behandlungszentren überwiesen

medikamentöse Therapie

- eine Selbstmedikation ist auf jeden Fall zu unterlassen, da es kontraindiziert und somit lebensgefählich sein kann!

- bei blutigem Durchfall unklarer Ursache nicht zu Selbstmedikations-Präparaten greifen, die den Durchfall stoppen, da diese, wie zum Beispiel mit dem Wirkstoff Loperamid, nicht die Ursache des Durchfalls bekämpfen, sondern die gefährlichen Auswirkungen der EHEC-Infektion nur verlängern und verstärken

Die Maßnahmen, die in diesem Kapitel aufgeführt sind, sind lediglich präventive Maßnahmen. Die Durchführung dieser wird bis auf Weiteres dringend empfohlen.

4 Fazit: Einschätzung der Lage

Laut RKI handelt es sich um einen der weltweit größten bislang beschriebenen Ausbrüche von EHEC bzw. HUS und den bislang größten Ausbruch in Deutschland. Die Zahl der Neuerkrankungen in Norddeutschland steigt derzeit, auch wenn mäßig, weiter an. „Experten am Universitätsklinikum Hamburg-Eppendorf (UKE) haben mit Hilfe chinesischer Kollegen das Genom des grassierenden Erregers gelesen". Nach Holger Rohde, Bakteriologe an der UKE, „handelt es sich um eine so noch nie gesehene Kombination von Genen" (FOCUS online). Die Sachlage ist also noch unklar, aber es wird intensiv geforscht. Das RKI führt derzeit weitere Untersuchungen in Zusammenarbeit mit den Bundesländern durch. Insbesondere geht es um repräsentative Online-Befragungen zur Krankheitserfassung, Fall-Kontroll-Studien in stark betroffenen und bisher noch nicht betroffenen Krankenhäusern, Untersuchungen von verschiedenen Restaurant-Besuchergruppen und Überprüfung von Mensch-zu-Mensch-Übertragungen in der Folge eines Kantinenausbruchs. Weiterhin arbeitet das RKI mit Kollegen in Dänemark und Schweden zusammen. (vgl. RKI, Paper: Supplement zum Epidemiologischen Bulletin, 30 Mai 2011, S. 2)

Solange der Ausbruch andauert und keine neuen Erkenntnisse publiziert werden, gelten die Informationen in diesem Infopaper. Gleichermaßen sind, bis auf Weiteres, die oben aufgeführten Empfehlungen und Maßnahmen gültig. Auf der Homepage des RKI oder jeglicher Gesundheitsbehörden kann man weitere aktuelle Informationen zum EHEC und HUS entnehmen.

5 Literatur

◊ Robert-Koch-Institut, Paper: Epidemiologisches Bulletin Nr.22, 6. Juni 2011

◊ Robert-Koch-Institut, Paper: Supplement zum epidemiologischen Bulletin Nr.21, 30. Mai 2011

◊ Bundesinstitut für Risikobewertung, URL: http://www.bfr.bund.de/de/a-z_index/ehec_enterohaemorrhagische_escherichia_coli-5233.html

◊ FOCUS online, 2.6.2011, 9:23 Uhr, Artikelname: unbekannt

◊ Deutsche Gesellschaft für Gynäkologie und Geburtshilfe e.V., Wissenschaftliche Fachgesellschaft, URL: http://www.dggg.de/startseite/nachrichten/dggg-aendert-ehec-warnhinweis-fuer-schwangere/f86bdad b07/